ÉTUDE

SUR LES DIVERS MOYENS DE DÉFENSE

DE LA CAVITÉ NASALE

CONTRE L'INVASION MICROBIENNE

PAR

René PIAGET

Docteur en médecine de la Faculté de Paris
Ancien interne provisoire
Médaille de bronze de l'Assistance publique

PARIS

G. STEINHEIL, ÉDITEUR
2, RUE CASIMIR-DELAVIGNE, 2
1896

ÉTUDE

SUR

LES DIVERS MOYENS DE DÉFENSE

DE LA CAVITÉ NASALE

CONTRE L'INVASION MICROBIENNE

IMPRIMERIE LEMALE ET Cie, HAVRE

ÉTUDE

SUR LES DIVERS MOYENS DE DÉFENSE

DE LA CAVITÉ NASALE

CONTRE L'INVASION MICROBIENNE

PAR

Rᴇɴᴇ́ PIAGET

Docteur en médecine de la Faculté de Paris
Ancien interne provisoire
Médaille de bronze de l'Assistance publique

—————•◦◆◦•—————

PARIS

G. STEINHEIL, ÉDITEUR

2, RUE CASIMIR-DELAVIGNE, 2

1896

A LA MÉMOIRE DE MON PÈRE

A MA MÈRE

AVANT-PROPOS

Au début de ce travail nous tenons à remercier notre maître, M. le Dr Lermoyez. Nous avons eu le rare bonheur d'être son élève pendant près de deux ans, et nous n'oublierons jamais les leçons et les conseils, qu'il n'a cessé de nous prodiguer.

Tout ce que nous savons dans les études où nous nous sommes spécialisé, c'est à lui que nous le devons. Et nous gardons à notre maître une très vive reconnaissance pour l'intérêt qu'il a bien voulu nous porter et l'extrême bonté qu'il nous a toujours témoignée. C'est lui qui nous a encouragé à poursuivre ces recherches. Il nous a facilité ce travail, en nous plaçant auprès de M. le professeur agrégé Wurtz.

M. le Dr Wurtz a bien voulu diriger nos expériences. Nous le prions d'accepter ici, l'expression de notre vive gratitude pour les conseils qu'il nous a donnés d'une façon toujours si aimable.

Aussi regrettons-nous que ce travail ait dû être abrégé, et soit loin d'être digne des maîtres qui l'avaient inspiré.

INTRODUCTION

Des différents modes d'infection de l'organisme, l'infection par la voie respiratoire est assurément une des plus fréquentes. — A l'état normal, les cavités naturelles étant remplies de microbes qui, à un moment donné, peuvent devenir pathogènes, le nez, « cette porte constamment ouverte sur le monde extérieur » doit donc être une des grandes voies de pénétration des micro-organismes. — Il a fallu pourtant les travaux des rhinologistes de ces dernières années pour mettre en évidence le rôle important des fosses nasales, rôle longtemps méconnu, peut-être par suite de l'indifférence des praticiens à l'égard de la rhinologie, peut-être par une sorte d'impopularité qui frappait naguère cette étude.

Le retentissement des affections nasales sur l'économie est outefois considérable ; elles intéressent non seulement les organes voisins (larynx, oreilles, yeux), mais peuvent agir encore sur l'état général et les différents systèmes de l'organisme.

L'air qui traverse le nez n'apporte pas seulement aux poumons l'oxygène vivifiant, mais sert aussi de véhicule à des poussières et des germes de toutes sortes contre lesquels la muqueuse respiratoire doit résister. Or, le nez est merveilleusement disposé pour opérer cette filtration de l'air. A l'entrée se trouvent les vibrisses, dont les mailles forment un premier obstacle. Au delà, l'air chemine dans un véritable labyrinthe, circulant à travers les anfractuosités des cornets pour arriver au *cavum ;* plus loin, la muqueuse pituitaire avec son épithélium cilié arrête les derniers envahisseurs, les détruit sur place, ou les expulse.

Dans son étude sur l'infection bronchique (1), Claisse a bien montré comment se fait la résistance dans le conduit trachéo-bronchique. En comparant les deux systèmes bronchiques supérieur et inférieur, il insiste sur la faiblesse du système inférieur, mal défendu, réduit à l'impuissance lorsque l'inflammation s'est propagée jusqu'à lui, et sur les nombreux moyens de résistance normaux dont dispose au contraire le système supérieur contre l'infection. Dans cette protection de l'arbre aérien, une petite part revient bien aux fosses nasales qui opèrent au moins un premier déblayage. Elles font même mieux, et nous verrons, dans le cours de cette étude, que l'arrière-cavité des fosses nasales est dépourvue de microbes. Aussi ne partageons-nous pas l'opinion de Claisse qui représente l'arbre bronchique comme « un système de canaux à direction descendante, de régime normalement *aseptique*, s'abouchant par sa grosse extrémité avec un système cavitaire (pharynx, bouche, *nez*) normalement *septique* ». Dans une leçon faite à la Faculté, M. Widal (2) disait encore : « En raison de la richesse de leur flore microbienne, on peut dire que le *nez* et la bouche sont pour les maladies des voies respiratoires les antichambres de l'infection. »

Aujourd'hui cette flore nasale est mieux connue, et si l'on trouve à l'état normal de nombreux micro-organismes dans la partie antérieure des fosses nasales, bien rares par contre sont ceux que l'on peut rencontrer dans leur partie profonde. L'infection a donc lieu, dans la respiration par la bouche et les conséquences de l'*obstruction nasale* sont aujourd'hui bien établies. Nous montrerons que les moyens de défense dont la nature a fortifié les voies aériennes supérieures sont tellement puissants que l'arrêt des microbes est presque absolu, et que la cavité nasale proprement dite peut être considérée comme *normalement aseptique*.

Nombreux du reste sont les éléments qui entrent ici en jeu :

(1) P. CLAISSE. *L'infection bronchique*. Th. de Paris, 1893.
(2) F. WIDAL. Pathogénie des maladies des voies respiratoires. *Presse médicale*, 1895, n° 56.

structure intérieure du nez, épithélium cilié de la pituitaire, etc. Mais à l'action bactéricide du mucus nasal paraît dévolu le rôle capital. C'est sur elle que nous insisterons. Dans des expériences encore récentes, notre maître, M. Lermoyez et M. Wurtz (1) ont démontré d'une façon absolue ce pouvoir bactéricide du mucus nasal vis-à-vis du Bacillus anthracis. Notre maître a bien voulu nous encourager à poursuivre quelques expériences analogues sur d'autres microbes.

Mais en terminant nos études médicales nous tenons à adresser à nos maîtres dans les hôpitaux nos remerciements sincères.

Que M. le professeur Cornil, dont nous avons été l'externe, veuille bien agréer nos sentiments reconnaissants et dévoués, pour le bienveillant intérêt qu'il nous a toujours porté.

A. M. le professeur Tarnier nous tenons à offrir l'expression de notre profonde gratitude pour l'honneur qu'il nous a fait de nous accepter dans son service, et en nous confiant plus tard, les fonctions de moniteur.

Nous avons été l'externe de M. le professeur agrégé Hutinel à l'hospice des Enfants-Assistés. A plusieurs reprises, ce maître nous a donné des marques de son extrême bonté et nous lui conservons une vive et durable reconnaissance.

Que nos autres maîtres dans les hôpitaux, MM. Desprès, Marchand, Guinard, Brocq, H. Martin, L. Tissier, nous permettent également de leur adresser nos remerciements pour la grande bienveillance qu'il nous ont montrée au cours de nos études.

Enfin nous avons eu l'honneur de remplir les fonctions d'interne auprès de M. le Dr Félizet. Nous sommes heureux de l'en remercier, et de lui témoigner tout notre respect et notre dévouement.

Nous devons remercier encore MM. Lubet-Barbon et Alfred

(1) B. WURTZ et M. LERMOYEZ. Pouvoir bactéricide du mucus nasal. *Annales des maladies de l'oreille, du larynx et du nez*, 1893, n° 8.

Martin, de l'accueil qu'ils nous ont fait à leur Clinique et de l'enseignement qu'ils nous y ont donné.

Enfin, pendant deux ans, nous avons été l'élève de MM. Lermoyez et Helme. Nous conservons de notre séjour à leur magnifique Clinique un souvenir inaltérable. Que M. Helme, qui nous a guidé au début de nos études spéciales, et dont les conseils et les leçons nous ont toujours été si utiles, veuille bien agréer l'expression de notre profonde reconnaissance.

Nous ne saurions manquer de joindre à ces maîtres le nom de M. le Dr M. E. Gellé, dont nous avons pu suivre, pendant un temps malheureusement trop court, la consultation à l'Hospice de la Salpêtrière.

DIVISION

I. — Dans un premier chapitre, nous esquisserons rapidement l'anatomie et la physiologie des fosses nasales, pour montrer combien ces cavités sont puissamment protégées contre l'infection.

II. — Nous verrons ensuite les microbes que l'on a décrits et combien sont différents les résultats obtenus.

Nous indiquerons nos recherches faites sur l'homme et quelques animaux de laboratoire.

III et IV. — Après avoir rappelé l'action bactéricide du mucus nasal sur la bactéridie charbonneuse; nous résumerons les propriétés des divers mucus de l'économie, et enfin étudierons spécialement l'action des sécrétions nasales sur divers microbes.

CHAPITRE PREMIER

MOYENS DE DÉFENSE DES FOSSES NASALES CONTRE L'INFECTION

Anatomie des fosses nasales.
Muqueuse pituitaire.
Appareil vibratile.
Appareil sécrétoire.
Vaisseaux.
Sensibilité. Réflexes.

Un court chapitre sur l'anatomie des fosses nasales, nous paraît nécessaire pour bien montrer les moyens de défense qu'elles présentent contre l'envahissement des micro-organismes. C'est à Zuckerkandl (1) que nous emprunterons la majeure partie des détails qui vont suivre.

Les fosses nasales peuvent être considérées comme deux cavités prismatiques accolées par leurs faces internes; leur section forme un triangle vertical dont le sommet touche la boîte crânienne et dont la base repose sur la voûte palatine. En arrière, elles s'abouchent dans le pharynx nasal par deux orifices ovales, orientés verticalement, *les choanes*; en avant, elles s'ouvrent sur le squelette par deux orifices à peu près verticaux : mais chez le vivant, elles sont précédées de parties molles, formant une sorte d'auvent, le vestibule du nez, dont les ouvertures ou orifices des narines se trouvent sur un plan horizontal. (LERMOYEZ.)

On leur décrit quatre parois :

1. *La paroi supérieure*, formée par le dos du nez, qui remonte obliquement de bas en haut; la lame criblée de l'ethmoïde, partie la plus faible du plancher du crâne; et la paroi antérieure du sinus sphénoïdal descendant à angle droit.

2. *La paroi inférieure*, constituée par les apophyses palatines du maxillaire supérieur et par les plaques horizontales des palatins, présente une largeur de 12 à 15 millimètres pour chaque narine.

3. *La paroi interne* ou *cloison* est osseuse et cartilagineuse. Cette cloison ne sépare pas toujours exactement les fosses nasales en deux cavités égales. Verticale et médiane dans l'enfance,

(1) E. ZUCKERKANDL. *Anatomie normale et pathologique des fosses nasales et de leurs annexes pneumatiques.* Traduit par L. LICHTWITZ et P. GARNAULT.

elle commencerait à s'incurver d'un côté ou de l'autre entre sept et quatorze ans (Zuckerkandl, Sarremone) (1).

4. *La paroi latérale externe* présente la disposition la plus complexe. L'os maxillaire supérieur, le palatin, l'apophyse maxillaire du cornet inférieur et l'apophyse aliforme du sphénoïde concourent à sa formation. Sur cette paroi, font saillie de bas en haut *les cornets*, délimitant au-dessous d'eux des espaces appelés *méats*.

Le cornet inférieur (Concha maxillaris) forme une lame osseuse mince, enroulée, dont un bord s'attache à la charpente du maxillaire, mais dont les autres parties font saillie dans les fosses nasales. Le point d'implantation de ce cornet divise la paroi latérale du nez en deux moitiés : *supraturbinale* et *infraturbinale*. Au-dessous de ce cornet se trouve le méat inférieur, s'ouvrant en avant, sous le pli du vestibule, dans le vestibule même ; en arrière dans les choanes. Il communique en outre avec le canal naso-lacrymal.

Au-dessus de ce cornet la disposition est bien différente. On y trouve *les cornets ethmoïdaux* et leurs méats. Ces cornets, au nombre de trois et même de quatre, d'après Zuckerkandl, sont formés par le *labyrinthe ethmoïdal*.

Le labyrinthe est formé de deux organes cubiques, creux, renfermant des cellules, placés de chaque côté de la lame perpendiculaire et soudés aux bords latéraux de la lame criblée. Ils descendent librement dans les fosses nasales.

Le côté interne du labyrinthe présente deux ou trois fentes profondes, horizontales, délimitant les cornets ethmoïdaux typiques, sous les noms de cornet inférieur, moyen, supérieur.

L'inférieur part du trou sphéno-palatin et se continue en avant avec une saillie de l'apophyse frontale du maxillaire supérieur, *l'agger nasi* (H. Meyer). De cette apophyse se détache une lamelle qui se prolonge en arrière, en dehors de l'opercule

(1) Sarremone. *Des malformations de la cloison du nez.* Thèse Paris, 1894.

du cornet ethmoïdal inférieur, l'*apophyse unciforme* qui joue un certain rôle dans la pathologie du sinus. Toujours en arrière de l'agger on voit encore un bourrelet osseux, creux, arrondi, dont la voussure fait saillie vers le méat moyen, c'est la *bulla ethmoïdalis*, dont l'orifice en forme de fente s'ouvre dans le méat moyen.

Au-dessus du cornet ethmoïdal inférieur se trouve le *cornet moyen*, court et étroit. Sa présence n'est pas constante.

Le *cornet ethmoïdal supérieur* est situé entre la fente ethmoïdale supérieure, la lame criblée et la paroi antérieure du sinus sphénoïdal. Son bord supérieur s'unit à angle droit à la lame ethmoïdale.

Enfin chez les enfants et les embryons on rencontre (6,7 p. 100) un *quatrième cornet ethmoïdal*, qui se glisse entre les cornets moyen et supérieur.

Ces cornets ethmoïdaux donnent naissance à autant de méats interturbinaux.

Sur la paroi latérale du méat moyen, on voit plusieurs lacunes conduisant dans le tissu maxillaire. L'ouverture principale (*ostium maxillare*) est constituée non seulement par le squelette et la petite apophyse unciforme, mais surtout par des parties molles qui contribuent à son encadrement. Cet orifice se trouve dans une fente limitée par l'apophyse unciforme et la bulle ethmoïdale et appelée hiatus *semi-lunaris* ou *infundibulum*.

L'infundibulum est dirigé obliquement en bas et en arrière.

Dans sa partie antéro-supérieure s'ouvre le sinus frontal.

L'espace compris entre les parois des cornets et la *lame papyracée* qui fait partie de la face interne de l'orbite, est occupé par des cellules dont le nombre et la forme sont variables. On les distingue en antérieures et postérieures.

Toutes communiquent entre elles et avec les fosses nasales par l'intermédiaire des fentes ethmoïdales.

5. Les *orifices postérieurs* des fosses nasales, sont deux orifices allongés, rectangulaires, à grand axe vertical. Un cadre annulaire osseux les entoure.

6. *L'orifice antérieur* nous intéresse particulièrement.

Sur le squelette, et en l'absence du cartilage de la cloison, c'est une ouverture commune aux deux fosses nasales, et constituée par les deux maxillaires et les deux os propres du nez.

Le prolongement du nez osseux est constitué par la cloison cartilagineuse qui se recourbe de chaque côté en une *plaque latérale* et en une autre plaque cartilagineuse *cartilago alaris*, qui s'unit à chacun de ces prolongements.

Recouverts par la peau, ces cartilages servent à constituer les *narines* ou *vestibule* des fosses nasales.

Les narines se distinguent nettement par leur revêtement intérieur qui est formé par la peau, tandis que la cavité nasale proprement dite est tapissée par une muqueuse.

Leur paroi interne est remplie de poils ou *vibrisses* qui forment un feutrage serré. C'est le premier obstacle que les micro-organismes rencontreront. Certains observateurs n'hésitent pas à attribuer à leur présence, la rareté des rhumes chez l'adulte, comparée à leur fréquence chez les enfants dont le vestibule est glabre. Cette paroi est limitée supérieurement par une crête, *plica vestibuli*, formée par la saillie de la branche externe du cartilage de l'aile du nez.

Enfin l'extrémité antérieure des narines se continue dans le lobule sous forme d'une petite cavité ou *ventricule* du lobe du nez également garni de poils.

Les fosses nasales proprement dites sont tapissées par une muqueuse, la *pituitaire* ou *membrane de Schneider*, qui moule fidèlement toute leur cavité, revêt toutes les saillies, tapisse toutes les anfractuosités.

Son épaisseur varie : mince dans la fente olfactive, elle est assez épaisse au niveau du cornet inférieur et dans la zone respiratoire.

De couleur rosée sur le vivant ; elle présente dans sa partie supérieure un reflet jaunâtre.

Sa structure comprend une couche profonde ou chorion et une couche superficielle épithéliale ; une membrane basale les sépare.

Dans la région respiratoire, cet épithélium est cylindrique à cils vibratiles ; l'agitation de ces cils produit un balayage permanent de la muqueuse, et écarte tous les éléments nuisibles. A ces cellules cylindriques se trouvent mêlées un grand nombre de cellules caliciformes.

Dans la zone olfactive, on trouve trois ordres de cellules : des cellules *cylindriques* non ciliées, des cellules *olfactives* ou de Schultze, cellules fusiformes dont le prolongement périphérique se termine à la surface de la pituitaire par un ou plusieurs cils vibratiles, le prolongement central étant analogue aux fibrilles nerveuses ; et des cellules *basales* ovalaires ou irrégulièrement étoilées, situées sous les précédentes.

Cette muqueuse est pourvue d'un riche appareil sécrétoire, formé par des glandes, *en grappes* dans la région respiratoire, très serrées et nombreuses. Elles ont été bien décrites par Sappey (1). Elles sont franchement *tubulaires* (Ranvier) (2) dans la muqueuse olfactive. Ces glandes sécrètent un mucus dont l'utilité est incontestable pour la protection des fosses nasales. Il forme un enduit sur lequel sont retenus les corpuscules de l'air, comme sur un tube de Hesse ; le mucus peut encore les englober, les rendant ainsi moins offensifs. Nous reviendrons, du reste sur ses propriétés ; rappelons seulement qu'il contient en partie dissoute, mais en plus grande partie en suspension une substance spéciale gélatineuse et transparente, la *mucine*, dont les solutions sont presque imputrescibles (A. Gautier) (3).

Enfin Zuckerkandl (4) décrit encore comme une des parties constituantes les plus constantes de la muqueuse nasale, du *tissu adénoïde* se présentant soit sous forme d'infiltration diffuse, soit sous forme de follicules.

Ce tissu se trouve réparti dans la muqueuse de la fente respiratoire ; il possède vraisemblablement une action phagocytaire. surtout quand l'épithélium a disparu.

(1) SAPPEY. *Traité d'anatomie descriptive*, t. III.
(2) RANVIER. *Traité technique d'histologie*, p. 720.
(3) A. GAUTHIER. *Traité de chimie*, t. III.
(4) *Loc. cit.*

Le sang artériel est largement apporté à la pituitaire par les rameaux des deux carotides qui communiquent entre elles par d'importantes voies collatérales.

Rappelons que c'est à la sphéno-palatine que sont dus les hémorrhagies redoutables, que l'on observe parfois dans les interventions sur l'extrémité postérieure du cornet ethmoïdal inférieur.

Les réseaux sanguins de la pituitaire présentent sur les trois cornets un développement remarquable, véritables dilatations vasculaires ou tissu caverneux (1) (Zuckerkandl, Isch-Wall, Pilliet). Les veines qui en émanent forment cinq groupes différents correspondant aux divisions artérielles.

Les lymphatiques connus depuis les recherches de Simon et de Panas, forment, dans les couches superficielles du chorion, un réseau ténu d'où partent deux troncs allant aboutir l'un au ganglion situé au-devant de l'axis, l'autre aux ganglions voisins de la grande corne de l'os hyoïde.

Cette richesse vasculaire nous explique le pouvoir d'absorption considérable de la pituitaire.

Axel Key et Retzius (2) ont encore signalé tout un système de canaux lymphatiques ou de *gaines périneurales*, déversant à la surface de la muqueuse le liquide céphalo-rachidien.

La pituitaire est douée d'une sensibilité exquise due à son innervation *générale* par le trijumeau et à ses nerfs de sensibilité *spéciale* venus de l'olfactif. Grâce à cette sensibilité se produisent certains actes d'expulsion réflexe (éternuement, larmoiement...), qui chasse les éléments nuisibles. Mais cette sensibilité peut être parfois très exagérée, et, dans l'exploration des fosses nasales (3), la localisation des zones hyperesthésiques qui causent souvent des troubles réflexes fort disparates, est des plus importantes.

(1) Isch-Wall. Du tissu érectile des fosses nasales. *Progrès médical*, 1887. — Pilliet. Note sur le tissu érectile des fosses nasales. *Bull. Soc. anat.*, Paris, 1891.

(2) Cités par Testut. *Anatomie humaine*, t. III.

(3) M. Lermoyez. *Thérapeutique des maladies des fosses nasales, des sinus de la face et du pharynx nasal*, t. I.

CHAPITRE II

ESPÈCES MICROBIENNES RENCONTRÉES DANS LES FOSSES NASALES

Nécessité pour cette étude de diviser la cavité nasale en trois parties : le vestibule, le quart antérieur, la partie profonde.

Recherches sur la muqueuse pituitaire de l'homme.

Expériences sur la muqueuse pituitaire des animaux de laboratoire.

Nous avons vu dans le chapitre précédent les moyens dont dispose le nez pour résister à l'envahissement des micro-organismes. — C'est bien, en effet, dans cette première partie des voies aériennes, que l'air abandonne les particules dont il est chargé. S'il faut en croire Hildebrandt (1), l'air est déjà débarrassé de tout germe avant de pénétrer dans la trachée, et ceux que l'on y rencontre y ont pénétré évidemment par la respiration buccale. Il n'est pas sans intérêt de rappeler ici le nombre de micro-organismes qui peuvent traverser nos voies respiratoires.

A chaque respiration, nous absorbons environ 500 c. c. Les mouvements respiratoires se produisant en moyenne 17 fois par minute, nous absorbons donc 500 litres d'air par heure. — Si nous nous rapportons aux recherches de Miquel (2), nous voyons que, dans une salle d'hôpital (la Pitié), l'air renferme 15,000 micro-organismes par mètre cube, chiffre un peu moins élevé en été.

Toutes ces poussières de l'air vues au microscope sont formées non seulement de cristaux, de pierres, de chaux, de coton ou d'insectes menus, mais on y trouve en outre des germes pathogènes, les microbes du pus, les spores du tétanos, du vibrion septique, de la tuberculose. Or tous ces micro-organismes sont retenus par la respiration, et Tyndall a montré que l'air expiré était optiquement pur. Straus et Dubreuil (3) en apportèrent la preuve bactériologique en faisant passer dans une série de bouillons 2 à 300 litres d'air expiré; le plus grand nombre des flacons resta stérile. — Grancher a fait également plusieurs expériences avec l'air expiré par des phtisiques et n'a jamais trouvé le bacille

(1) Cité par Thomson. *The fate of micro-organisms in inspired air.*
(2) *Institut Pasteur.* Cours de Roux.
(3) 1887.

de la tuberculose. Chantemesse et Charrin ont fait des expériences analogues et arrivèrent aux mêmes résultats.

Or tous ces microbes sont arrêtés dès l'entrée des fosses nasales, ou dans les bronches, puisque les recherches de M. le professeur Straus et M. Polguère ont montré que l'alvéole pulmonaire à l'état normal ne renferme pas de microbes. L'air est donc bien filtré par un filtre parfait, vivant, « ne bornant pas son action à arrêter les germes au passage, mais s'efforçant de les absorber et de les détruire sur place » (1).

Puisqu'une quantité si considérable de germes traverse les fosses nasales, nous devons les retrouver, la muqueuse pituitaire se comportant en somme comme un tube de Hesse dont on se sert pour l'analyse de l'air. Mais sur ce point les travaux des bactériologistes sont un peu divergents, aucun n'ayant étudié le nez comme doit l'envisager le rhinologiste. Rappelons donc les recherches qui ont été faites à ce sujet.

Deux mémoires surtout sont importants, ceux de Wright et de Besser, qui ont examiné la cavité nasale normale. Leurs travaux présentent d'autant plus d'intérêt que nombreux sont les mémoires sur les recherches bactériologiques dans les affections nasales, mais bien pauvre est la littérature au point de vue de ces recherches chez des sujets à muqueuse absolument saine.

Hüter, 1873 (2), et Bernard Fränkel, 1876, Herzog, 1881, les premiers qui s'en occupent, ont trouvé des bacilles et des cocci ; Eug. Frenkel, 1882, insiste déjà sur ce fait qu'on ne trouve de micro-organismes que dans les sécrétions pathologiques.

J. Wright (3) et Prudden, 1889, étudient le régime microbien de 10 sujets sains et trouvent : 6 fois le *staphylocoque*, 3 fois le *micrococcus flavus*, 1 fois le *B. lactis*, 1 fois le *penicillum*, 1 fois le tétragène et 2 variétés non décrites.

---

(1) Widal. *Loc. cit.*
(2) Cités par Thomson et Hewlett. *Medico-Chirurgical Transactions,* vol. 78, 1895.
(3) Jonathan Wright. *Journ. of Amer. Med. Assoc.,* 1889.

Cherchant à se rendre compte de la valeur du nez comme filtre, il trouve que le nez arrête les 3/4 ou les 4/5 des bactéries.

V. Besser, en 1889, continue les mêmes recherches et ne se contente pas de la culture et de l'examen sur lamelles, mais fait des inoculations. Il reconnaît de la sorte 13 variétés non pathogènes chez 30 sujets bien portants. Parmi elles, le *Micrococcus liquefaciens albus* se montre 22 fois. Quant aux variétés non pathogènes chez 58 sujets convalescents ou non, il rencontre le *Bacille* de Friedländer 2 fois, le *Staphylocoque* 7 fois, le *Pneumo-bacille* de Fränkel 14 fois.

Paùlsen, en 1890, n'obtenait de cultures stériles que dans 18 o/o, sans jamais rencontrer le *Bacille* de Friedländer, ni celui de Fränkel, ni le *Pyogenes aureus*.

Lowenberg, 1884-1894 (1), dans ses recherches sur l'ozène insiste le premier sur la variété des micro-organismes dans le mucus nasal, et le considère comme un mauvais milieu de culture. Il obtint des cultures de *diplocoque* dans l'ozène; mais constate que les autres microbes ne poussent pas.

Macintyre (2) incrimine la persistance des microbes dans le nez, au sujet des érysipèles à répétition et des otites.

Hajeck, 1888, constate aussi qu'à l'état normal les fosses nasales renferment peu de bactéries, car le mucus est un mauvais milieu de culture. Cependant ce mucus, dit-il, renferme des *bâtonnets*, des *cocci*, des *sarcines*, des *diplocoques*.

Dans de remarquables expériences (3), M. le professeur Strauss constate le premier la présence de bacilles de Koch dans la cavité nasale d'étudiants et d'infirmiers de son service. Il recueillit à l'aide de tampons de ouate stérilisés et introduits dans la partie antérieure du nez, des croûtes et du mucus nasal. Ces tampons furent ensemencés dans des tubes de bouillon et la totalité du tube injectée dans le péritoine des cobayes. Sur 29 cobayes, 9 présentèrent des lésions tuberculeuses.

(1) *Annales Instit. Pasteur*, 1894.
(2) J. Macintyre. *Lancet*, 1883, p. 479.
(3) J. Straus. Sur la présence du bacille de la tuberculose dans la cavité nasale de l'homme sain. *Archives de méd. et d'anat. path.*, juillet 1894.

M. Wurtz (1), enfin, fait remarquer que dans un nez sain, « à l'état normal et dans les sécrétions nasales, on ne trouve qu'un petit nombre de germes beaucoup moins considérables que celui qu'on devrait trouver etant donné l'apport des microbes de l'air. »

Nous voyons par cet historique combien sont grandes les divergences de vues qui séparent les observateurs. La plupart estiment que le nez est un véritable « *nid à microbes* ». Rohrer ne conseillait-il pas de le laver tous les jours comme on se lave la bouche !

Ces résultats divers tiennent à une chose, c'est que les bactériologistes ont négligé, il nous semble, d'établir une division, dans les fosses nasales. Or de même que dans l'arbre trachéo-bronchique, on trouve le nombre des germes allant en diminuant de la trachée aux premières divisions bronchiques, de même en examinant la cavité nasale depuis son entrée à sa partie profonde, observerons-nous la même décroissance. On voit que ces microbes abondent dans le vestibule, sur la tête du cornet inférieur et sur la cloison, sont moins nombreux à la partie moyenne, et font défaut à l'arrière-cavité.

Thomson et Hewlett en étudiant les micro-organismes des fosses nasales normales (2) ont les premiers établi une division précise.

Ils ont examiné séparément le vestibule et la cavité proprement dite. Mais de cette cavité ils n'explorèrent que le quart antérieur. Je résume leurs recherches : 27 ensemencements faits avec du mucus recueilli à l'aide d'un fil de platine, soit sur le septum ou sur le cornet inférieur, donnèrent sur agar-agar 27 cultures abondantes. Quatorze examens sur lamelle montrèrent également de nombreux micro-organismes. Pour la cavité nasale proprement dite, ils firent 76 cultures et sur ce nombre 65 restèrent absolument stériles. Ils examinèrent encore 3o pré-

---

(1) R. WURTZ. *Précis de bactériologie clinique.*
(2) SAINT-CLAIR THOMSON and R. T. HEWLETT. Micro-organisms in the Healty Nose, april, may 1895. *Medico-chirurgical Transactions*, vol. 78.

parations sur lamelles, 23 ne montrèrent aucun micro-organisme, dans les 7 autres ils observèrent de nombreux cocci et un petit nombre de bacilles.

Thomson et Hewlett n'ont jamais dépassé le quart antérieur du nez. Pourtant avec un spéculum de Zaufal, il est possible d'aller recueillir du mucus plus profondément.

C'est ce que nous avons essayé de faire, et nos résultats ont été confirmés en outre par des recherches récentes faites sur la présence des microbes dans le cavum (1).

Nos examens ont été faits avec du mucus recueilli chez des sujets dont le nez était absolument sain ; sur chacun nous avons fait trois prises différentes, avec un fil de platine. L'une dans le vestibule du nez, au milieu des vibrisses ; la seconde en nous servant d'un spéculum ordinaire préalablement stérilisé et qui servait à protéger notre fil du contact des poils ou des poussières à l'entrée du nez.

Nous introduisions notre aiguille aussi loin que possible, et nous ne faisions un ensemencement que lorsque nous étions bien certains qu'aucun contact n'avait eu lieu à l'aller et au retour.

Nous ensemencions ainsi du mucus recueilli sur le cornet inférieur et le septum.

Enfin pour la dernière prise nous nous servions d'un spéculum de Zaufal très petit, stérilisé, que nous n'introduisions qu'en le protégeant à l'entrée avec le spéculum ordi-naire. De la sorte nous avons recueilli du mucus vers l'extrémité postérieure du cornet inférieur, et assez haut vers la fente olfactive.

Voici quelques-unes de nos expériences :

12 juillet. Du mucus est recueilli dans les trois points que nous venons d'indiquer, et l'on fait trois plaques de gélatine A, B, C.

Le 15. *Plaque A* (vestibule). — Entièrement liquéfiée.

Plaque B (1/4 ant. de nez). — Présente 6 colonies ; 1 chromogène avec zone de liquifaction, 1 col. de Rosahefe, 1 moississure, 3 col. de staphylocoques.

(1) Saint-Clair Thomson and R. T. Hewlett. The fate of Micro-organisms in inspered air. *The Lancet*, january 11, 1896.

Plaque C (faite en nous servant du spéculum de Zaufal). — Est restée absolument stérile.

Le 24, trois nouvelles plaques de gélose sont faites dans les mêmes conditions, et portées à l'étuve à 38°.

Le 26. *Plaque A.* — Présente des colonies innombrables.

Plaque B. — On note 2 colonies par centimètre carré.

Plaque C. — Restée stérile.

Le 6 novembre, même expérience.

Le 8. *Plaque A.* — Nombreuses colonies. Plusieurs colonies de staphylocoque. .

Plaque B et plaque C. — Sont restées stériles.

Le 14 novembre. Même expérience en nous servant de gélose et de gélatine.

Le 16. *Plaque A* (gélose). — Colonies innombrables.

Plaque A' (gélatine). — Entièrement liquéfiée.

Plaque B et plaque C. — Restées stériles.

Le 7 juillet. Six nouvelles prises avec le spéculum de Zaufal toutes sont restées stériles.

La présence des poussières atmosphériques en certains points du nez répond bien au chemin suivi par la colonne d'air inspiré. Ce courant du reste est déterminé par la disposition horizontale des narines; l'air arrivant perpendiculairement à leur plan est dirigé en haut, mais par suite de l'obliquité des ailes du nez, le courant est rejeté vers la cloison. Il longe donc le septum et la face convexe du cornet inférieur (Paulsen) (1). Mais en somme, comme le fait remarquer Zuckerkandl, le courant d'air inspiré est, par suite de l'étroitesse et de la ramification de la fente nasale, divisé en de nombreux courants partiels et il se produit de la sorte un grand nombre de points de contact entre l'air et la muqueuse nasale.

Nous avons tenu aussi à reproduire sur une échelle plus modeste quelques-unes des expériences de MM. Thomson et Hewlett. Sur 15 sujets différents n'ayant pas de muco-pus, nous avons recueilli aseptiquement du mucus, c'est-à-dire après lavage du vestibule à l'eau bouillie. 33 cultures furent faites ; 24 sont

(1) Cité par Zuckerkandl.

restées stériles, 4 ont présenté 3 colonies, 2 autres en montrèrent respectivement 11 et 25, une autre cultiva abondamment. Enfin notons une dernière culture faite avec du mucus d'hydrorrhée nasale : elle nous donna d'abondantes cultures pures de bacille coli commune.

Nous avons encore porté nos recherches sur le mucus nasal des animaux (chiens, cobayes). Après les avoir tués par piqûre du bulbe, on faisait immédiatement une coupe antéro-postérieure du nez, qui ne détruisait pas le septum. Tout un côté du nez était forcément sacrifié, mais de la sorte après avoir détaché la cloison avec des pinces ou des ciseaux stérilisés, l'autre cavité nasale se présentait intacte. On grattait alors à divers endroits avec un fil de platine la muqueuse pituitaire et on ensemençait des tubes de bouillon ordinaire, ou des tubes de gélose. — Nous avons fait également des ensemencements de morceaux de cornets.

Sur 28 bouillons, 11 sont restés stériles, 17 se montrèrent fertiles.

Sur 10 tubes de gélose, 4 ne présentèrent aucune culture, 6 donnèrent des colonies. Parmi ces derniers, 2 tubes ne montrèrent qu'une colonie chacun, 2 autres 2, les 2 derniers enfin en présentèrent un grand nombre. Six morceaux de cornets furent ensemencés dans des bouillons, deux seulement ne donnèrent pas de culture.

En somme, sur 38 ensemencements de mucus nasal du chien, 15 ne montrèrent aucune trace de colonies.

Il est en outre certain que l'on doit tenir compte du point où l'on recueille le mucus ; celui que nous avons pris à l'entrée du nez a toujours cultivé.

Mais nous sommes actuellement convaincu, qu'avec plus de précautions on obtiendrait moins de tubes fertiles, et quelques-uns de nos résultats négatifs sont dus certainement à quelque faute dans notre manuel opératoire.

De nouveau nous insistons donc sur la rareté des microbes de la cavité nasale. Ceux qui peuvent s'y rencontrer doivent être rapidement expulsés. Des cultures de bacillus prodigiosus déposées par Thompson et Hewlett sur la muqueuse pituitaire disparurent avec une grande rapidité; au bout d'une heure il était impossible d'en retrouver la moindre trace.

L'air est donc bien filtré et débarrassé de tout germe par son passage sur la pituitaire; il arrive au cavum absolument aseptique. Les auteurs que nous citons plus haut, en ont donné encore une preuve expérimentale (1).

A l'aide d'un tube en verre recourbé et passé derrière le voile du palais, l'un d'eux aspirait l'air de la cavité rétro-nasale; cet air passant dans le tube était recueilli dans un ballon au fond duquel se trouvait du bouillon stérilisé, dans lequel il barbottait. Or, ce bouillon resta toujours stérile.

Cette expérience confirme nos premières recherches, mais l'on peut dire que si le cavum est ici aseptique, cette asepsie existe déjà dans la partie profonde des fosses nasales.

Elle nous explique donc la rareté des infections observées à la suite d'interventions dans ces régions.

Nous avons vu les micro-organismes disparaître de la partie antérieure à la partie profonde du nez, il nous reste à déterminer quel rôle joue ici le mucus nasal, et si l'on doit faire intervenir d'autres causes pour expliquer ces résultats.

(1) *The Lancet,* janvier 1896. *Loc. cit.*

CHAPITRE III

ACTION BACTÉRICIDE DES DIVERS MUCUS

Action du mucus nasal sur le B. Anthracis. (WURTZ et LERMOYEZ.)
Le mucus vaginal. (KRONIG et MENGE.)
Le pouvoir bactéricide des larmes.
Le mucus de l'oreille moyenne.

L'air arrive au pharynx supérieur entièrement stérilisé. Mais les germes qui ont été retenus à la surface de la pituitaire n'en constituent pas moins un danger pour l'organisme, les fosses nasales présentant des conditions de chaleur, d'humidité propres à leur développement.

Il n'en est pourtant rien, et les infections d'origine nasales sont extrêmement rares. Notre maître, M. Lermoyez a insisté beaucoup sur cette innocuité (1).

« Puisque le nez se comporte vis-à-vis des traumatismes comme une cavité relativement aseptique, c'est que les microbes qui y pénètrent ne doivent pas seulement y être retenus, mais doivent aussi y être détruits ou tout au moins rendus inoffensifs. »

Il établit alors avec M. le Dr Wurtz ses premières recherches sur l'action du mucus nasal vis-à-vis la bactéridie charbonneuse. Rappelons ici leurs expériences :

Du mucus nasal humain, employé soit à l'état naturel, soit après stérilisation par la méthode de Tyndall, était ensemencé avec du bouillon contenant des bactéridies charbonneuses et maintenu à l'étuve à 38° pendant un temps variant de 2 heures à 3 semaines.

Ce mucus servit à faire un grand nombre de plaques de gélatine, dont aucune n'a présenté la moindre colonie de charbon, quelle qu'ait été la durée du contact du mucus avec les spores charbonneuses. Ces plaques se montrèrent même stériles, alors qu'elles étaient faites avec la totalité du mucus ensemencé. D'autre part, MM. Wurtz et Lermoyez pratiquèrent des inoculations chez le microbe. Le mucus nasal, ensemencé avec le

(1) *Annales des maladies des oreilles et du larynx,* 1891.

Bacillus anthracis et placé dans l'étuve à 38° pendant un temps variant de 2 à 20 jours, puis inoculé à des cobayes sous la peau du ventre, soit à doses moyennes, soit à doses massives (3 centim. cube de culture), s'est constamment montré inoffensif et n'a produit aucun accident local, ni général.

Au contraire les cobayes avec témoins, inoculés la même quantité de bouillon charbonneux cultivé dans les mêmes conditions et les mêmes délais, sont toujours morts dans un espace de temps variant de deux à cinq jours.

Il résulte de ces expériences que le mucus nasal humain jouit vis-à-vis du *B. anthracis* d'un pouvoir bactéricide considérable.

MM. Wurtz et Lermoyez concluaient ainsi : il est logique de généraliser à tous les mucus, dont la composition est identique, les propriétés biologiques que possède incontestablement l'un d'entre eux (1).

Les mêmes raisons qui avaient déterminé le rhinologiste à faire des recherches sur le mucus nasal au sujet surtout de la question du pansement post-opératoire, préoccupaient également d'autres observateurs et suscitaient des recherches sur les divers mucus de l'organisme.

Krönig, en 1894, à la suite d'une série d'expériences sur le mucus vaginal des femmes enceintes, concluait à l'inutilité de l'antisepsie vaginale (2). Ayant inoculé dans le vagin des cultures pures de streptocoques, de staphylocoques, de B. pyocyaniques, et examinant les sécrétions vaginales à des intervalles différents, il constatait la disparition rapide de ces microbes, et l'attribuait à différentes causes, mais surtout à la propriété bactéricide des sécrétions vaginales et à leur réaction acide.

Ailleurs il étudie l'effet des antiseptiques sur ces sécrétions et arrivait à ces conclusions : que les injections antiseptiques détruisaient les propriétés des sécrétions vaginales.

(1) *Annales des maladies du larynx et des oreilles,* 1893, n° 8.
(2) KRONIG. Propriétés bactéricides des sécrétions vaginales des femmes enceintes. *Deut. med. Wochensch.,* 25 octobre 1894.

K. Menge pratiquait à son tour des recherches analogues chez les femmes non enceintes (1). Il introduisait des pyogènes dans le vagin et notait également leur disparition complète au bout d'un temps plus ou moins long. Pour lui, divers facteurs entrent en jeu dans cette action, mais surtout l'antagonisme microbien, les produits de bacilles vaginaux, l'acidité des sécrétions.

Ces expériences n'ont pas été tentées chez nous; néanmoins il faut reconnaître que la théorie de l'action bactéricide des humeurs a de nombreux partisans. Elle a été soutenue dans une thése récente (Sébilleau) (2).

La flore microbienne des culs-de-sac de la conjonctive a été étudiée également (Fick, Marthen). Von Gendern Stort, Bernheim ont fait des recherches sur les propriétés germicides des larmes. L. Bach expérimenta sur le staphylocoque, micro-organisme assez fragile, mais les résultats obtenus sont assez inconstants. A l'état normal on peut dire que les pathogènes s'y rencontrent rarement (3).

Enfin dernièrement M. Lannois (4) portait ses recherches sur les microbes de l'oreille moyenne normale. Après avoir ensemencé du mucus de la caisse et même des osselets, il reconnaissait que l'oreille moyenne est une cavité parfaitement aseptique. L'auteur admet l'action bactéricide de l'humeur de l'oreille moyenne, et l'arrêt des germes de l'air qui arrive à la caisse par la trompe d'Eustache. A ces expériences, M. Lannois joint des faits cliniques. En effet, dans l'otite moyenne catarrhale aiguë, le liquide contenu dans la caisse renferme des microbes au début; plus tard ils disparaissent, et cette disparition doit être attribuée à l'action bactéricide de ce liquide sécrété. Que ce liquide devienne

(1) K. MENGE. *Deut. med. Wochenschr.*, novembre 1894.

(2) SÉBILLEAU. *Inutilité des injections vaginales pendant les suites de couches et dangers qu'elles peuvent présenter dans certains cas*, 1895.

(3) MORAX. *Recherches bactériologiques sur l'étiologie des conjonctivites aiguës et sur l'asepsie dans la chirurgie oculaire*. Thèse 1894.

(4) LANNOIS. *Annales des maladies de l'oreille, du larynx et du nez*, 1896, n°s 5 et 6.

insuffisant, le muco-pus remplacera le mucus, et l'otite entrera dans la phase de la suppuration.

Enfin nous avons déjà insisté sur le rôle que Claisse fait jouer au mucus bronchique. « Il englobe les microbes et dilue leur produits solubles » et concourt puissamment à la défense des bronches.

Nous voyons donc que toutes les humeurs concourent à la défense de l'organisme : bien d'autres liquides de l'économie ont la même influence. Le suc gastrique normal, par exemple, n'a-t-il pas des propriétés bactéricides (1) qu'il perd une fois altéré ?

Les microbes peuvent y séjourner en parasites inoffensifs, mais dès que le milieu est modifié, ils deviennent offensifs et prennent part à l'infection.

Mais nous pensons avoir suffisamment insisté sur ces différentes propriétés du mucus en général. Il nous reste à rechercher si le mucus nasal qui, seul, nous intéresse ici, a une action aussi indiscutable dans la protection des voies respiratoires, sur les divers microbes que nous étudierons, que sur le B. anthracis.

____

(1) THIERCELIN. *Infection gastro-intestinale chez le nourrisson.* Thèse, 1894.

CHAPITRE IV

ACTION DU MUCUS NASAL SUR DIFFÉRENTS MICROBES

Staphylococcus aureus.
Bacillus coli commune.
Bacille pyocyanique.
Bacille de Lœffler.
Bacille de la diarrhée verte.
Streptocoque.
Bacille d'Eberth.

L'action défensive des diverses humeurs que nous avons étudiées doit nous faire admettre que ce n'est pas seulement en présence du B. anthracis que le mucus nasal exerce son action anti-microbienne. Nous avons donc porté notre étude sur le staphylococcus pyogenes aureus, le streptococcus, le coli-bacille, le bacille de Loeffler, le B. pyocyanique. Voici en quelques mots la marche de nos expériences, et les résultats obtenus :

Disons d'abord que le mucus dont nous nous sommes servi provenait de sources diverses. Nous l'avons recueilli, suivant le conseil de notre maître M. Lermoyez, en excitant la muqueuse pituitaire à l'aide de petits tampons de ouate stérilisés et introduits dans les fosses nasales. On avait au préalable toujours nettoyé soigneusement et désinfecté l'orifice et le vestibule des narines. Le mucus ainsi sécrété est incolore, transparent, très visqueux, sans odeur, offrant une réaction neutre ou très légèrement alcaline. Ce mucus, comme l'ont déjà fait remarquer MM. Wurtz et Lermoyez (1), n'est pas physiologiquement pur ; c'est un mélange des humeurs sécrétées par les cellules caliciformes et les glandes de la pituitaire, additionné de liquide lacrymal, « c'est en somme un *mucus nasal mixte*, comparable à la salive mixte ». C'est le seul du reste qu'il importe de considérer puisque c'est celui qui, à l'état normal, baigne la muqueuse nasale. Nous l'avons employé tantôt à l'état naturel, tantôt stéririlisé par le procédé de Tyndall. Du reste, dans les expériences que nous rappelions avec le B. anthracis, les résultats obtenus avaient été identiques que le mucus fût naturel ou tyndallisé.

(1) *Loco citato.*

STAPHYLOCOCCUS AUREUS

PREMIÈRE EXPÉRIENCE

16 janvier. Une petite anse de staphylococcus aureus est ensemencée dans un tube de mucus. Au bout de quarante-huit heures, trois plaques furent faites, deux avec le mucus aureus, une avec le bouillon. — On ensemence la même hauteur d'anse.

Le 9. La lecture des plaques montre dix fois moins de colonies sur les plaques faites avec le mucus aureus que sur la plaque témoin faite avec le bouillon.

DEUXIÈME EXPÉRIENCE

1er février. Une anse d'aureus est ensemencée dans du mucus et sert à faire deux plaques de gélatine. On ensemence aussi un tube de bouillon avec de l'aureus.

Le 6. La plaque de bouillon donne des cultures abondantes.

Les plaques de mucus sont restées stériles.

Une plaque faite avec le bouillon présente des colonies nombreuses, confluentes.

TROISIÈME EXPÉRIENCE

3 février. Même expérience. On fait deux plaques.

Le 8. Lecture des plaques :

Plaque de bouillon : nombreuses colonies.

Plaque de mucus : zéro colonies.

QUATRIÈME EXPÉRIENCE

20 février.

A. — Trois gouttes de bouillon ensemencé le 30 janvier de staphylococcus aureus sont inoculées dans l'oreille d'un lapin A B.

B. — Inoculé dans l'oreille d'un lapin A C, six gouttes de mucus ensemencé avec de l'aureus mucus le 30 janvier.

Le 21. Le lapin inoculé avec le bouillon a l'oreille un peu chaude et très légèrement rosée.

Le lapin inoculé avec le mucus a l'oreille chaude congestionnée, et présente quelques croûtes autour du point d'inoculation. Petit abcès à l'oreille.

Le 23. Le pus pris dans l'abcès du lapin A C ne contient que peu de microbes et pas d'aureus.

Il semble donc qu'au bout de quatre semaines le mucus perde son pouvoir bactéricide.

6 mars. Mort du lapin A C, inoculé avec le mucus. Petit abcès au point d'inoculation.

Abcès sous-cutanés et sous-aponévrotiques des parois abdominales, de la cuisse droite et de la gaine du psoas droit. Masses de volume d'un gros marron.

Vessie distendue, pleine d'urine trouble.

Rien aux reins.

Pas d'abcès viscéraux.

Sang et urine ensemencés sont restés stériles.

Le pus des abcès a donné des colonies petites ne ressemblent pas à celles du staphylocoque aureus.

Le lapin A B inoculé avec trois gouttes de bouillon va bien.

Expérience négative.

CINQUIÈME EXPÉRIENCE

Le 6 juin. Un tube de bouillon B, et un tube de mucus M, sont examinés avec une forte anse de staphylocoque doré :

Le 7 juin. On fait deux plaques de gélose.

Le 8 juin. La plaque B (bouillon) présente de nombreuses colonies.

La plaque M (mucus) présente 19 colonies.

SIXIÈME EXPÉRIENCE

1er mars. Trois tubes de mucus, 3 tubes de bouillon, 3 tubes d'eau distillée sont ensemencés avec une anse d'aureus.

Le 3. On fait 6 plaques, 2 de chaque.

Le 8. Les plaques *aureus-bouillon* donnent des colonies nombreuses.

Plaques *aureus-mucus :* l'une présente 21 colonies, l'autre 120 colonies.

Plaques *aureus-eau* = stériles.

Le 8. Fait 3 plaques avec totalité du reste.

Le 10. Plaques *aureus-mucus :* présente développement innombrable de colonies.

Plaques *aureus-eau.*
Plaques *aureus-bouillon.* } sont restées stériles.

Expérience négative.

BACILLE COLI COMMUNE

PREMIÈRE EXPÉRIENCE

3o janvier. — Un tube de mucus nasal tyndallisé et un tube de bouillon sont ensemencés avec du *bacille Coli commune.*

1er février. Ces tubes servent à faire deux plaques de gélose.

Le 3. La lecture des plaques nous donne les résultats suivants :
Plaque de coli-bouillon, colonies inombrables.

Plaque du coli-mucus, 10 à 12 colonies.

Le 6. On refait la même expérience avec les tubes ensemencés le 3o janvier.

Le 8. Plaque bouillon-coli donne des colonies innombrables.

Plaque mucus-coli présente environ 19 colonies par centimètre carré.

DEUXIÈME EXPÉRIENCE.

3o juin. Un tube de mucus naturel et un tube de bouillon sont ensemencés avec une culture de coli (Mosny).

Le lendemain, deux plaques de gélose sont préparées.

3 juillet. Plaque B (bouillon) présente une culture abondante, épaisse.

Plaque M (mucus) a cultivé aussi mais moins abondamment.

Le 7. Deux nouvelles plaques sont faites avec les ensemencements du 3o juin, et donnent les mêmes résultats.

BACILLE D'EBERTH

3o janvier. Un tube de mucus nasal tyndallisé et un tube de bouillon sont ensemencés avec une culture de bacille d'Eberth.

1er février. Il est fait deux plaques de gélose avec ces tubes.

Le 3. La plaque de *bouillon-Eberth*, donne des colonies innombrables.

La plaque de *mucus-Eberth*, montre des colonies nombreuses, faciles à compter, disposées en montagnes de glace.

Le 6. On refait la même expérience avec les tubes ensemencés le 3o janvier.

Le 8. Plaque *bouillon-Eberth*, montre des colonies innombrables.

Plaque *mucus-Eberth*, montre 5 à 6 colonies par centimètre carré.

DIARRHÉE VERTE

3 janvier. Une petite anse de diarrhée verte est ensemencée dans un tube de mucus ; une autre dans du bouillon.

Le 5. Fait une plaque muqueuse avec mucus diarrhée verte.

Plaque mucus : développement très abondant.

Plaque témoin : développement moins abondant.

Cette expérience est encore négative.

BACILLE PYOCYANIQUE

3o juin. Un tube de mucus A et un tube de bouillon B sont ensemencés avec des cultures de *pus bleu*.

1er juillet. Bouillon présente couleur caractéristique. On fait deux plaques de gélose avec le tube A.

Le 4. Une plaque a cultivé.

La seconde est restée stérile.

Le 7. Deux plaques de gélose et une de gélatine sont faites avec le mucus ensemencé le 3o juin.

Le 9. Les trois plaques ont cultivé.

En somme l'action du mucus nasal sur le bacille pyocyanique paraît nulle.

BACILLE DE LOEFFLER

PREMIÈRE EXPÉRIENCE

29 octobre. Trois tubes de sérum sont ensemencés avec une anse droite de délayage d'eau de condensation de gélose d'un tube de diphtérie.

Avec la même quantité on ensemence trois tubes de bouillon et on met à l'étuve à 37°.

Le 31. Il est fait une plaque de gélose, avec chacun des tubes. Ces plaques sont mises à l'étuve à 38°.

3 novembre. Les plaques faites avec le bouillon renferment une quantité innombrable de colonies ; celles faites avec le mucus n'en renferment que deux ou trois par plaque.

DEUXIÈME EXPÉRIENCE

31 octobre. Six tubes de bouillon et six tubes de mucus sont ensemencés comme dans la précédente expérience.

Les résultats furent absolument les mêmes.

TROISIÈME EXPÉRIENCE

18 novembre. On recueille une forte anse de sérosité diphtérique dans le bas d'un tube de sérum et on l'ensemence dans un tube de bouillon.

Avec une anse de ce bouillon, on ensemence d'abord un tube de mucus M^1 et un tube de bouillon B^1 ; puis deux autres tubes de mucus M^2, M^3, et deux autres tubes de bouillon B^2, B^3, mais avec une quantité double.

En même temps, avec le tube de bouillon qui a servi à ensemencer ces six tubes, il est fait une plaque de gélatine de vérification.

Le 26. La plaque de gélatine a donné une quantité innombrable de colonies.

Les tubes M^1, B^1, M^2, B^2, M^3, B^3 ont servi à faire des plaques dont la lecture donne :

M^1, zéro colonie.

B^1, colonies innombrables.

M^2, M^3, colonies rares.

B^2, B^3, colonies innombrables.

L'action du mucus nasal sur le bacille de la diphtérie a donc été des plus nettes dans nos expériences.

Il est intéressant de comparer ces faits observés *in vitro*, avec une observation très curieuse publiée par MM. Le Gendre et Pochon (1), sur un cas de persistance du bacille diphtérique dans le mucus nasal avec variation de sa virulence. Il s'agit d'un enfant qui, en moins de trois ans, a été atteint trois fois de diphtérie. En quinze mois, on fit l'examen bactériologique du mucus nasal et pharyngien, et on trouva le bacille de Lœffler

(1) Cas remarquables de persistance du bacille diphtérique dans le mucus nasal avec variations de sa virulence, par Le Gendre et G. Pochon. *Société méd. des hôpitaux de Paris*, n° 37, 1895.

tantôt virulent, tantôt atténué. Il se présentait sous forme de bacilles moyens, de petits bacilles, et même de coccus Brisou, considéré par Roux comme proche parent du bacille de Lœffler. Ces microbes se montrèrent seuls ou associés aux staphylocoques. Ils disparaissaient momentanément ou n'étaient réduits qu'à de rares spécimens par l'action des lavages multiples des cavités nasales et pharyngiennes. Mais dès qu'on suspendait les irrigations, les cultures décelaient de nouveau le microbe. En somme, pendant plusieurs années le mucus nasal de cet enfant fut habité par le bacille de Lœffler, et MM. Legendre et Pochon présentèrent ce fait comme un exemple frappant de microbisme latent.

Au premier abord, on pourrait donc penser que le mucus nasal a été ici un excellent milieu de culture pour la conservation du bacille. Néanmoins cette observation peut servir d'argument pour appuyer notre théorie du pouvoir bactéricide des sécrétions nasales. En effet, comme le remarque notre maître M. Lermoyez (1), on constatait dans tous les cas ensemencés, que le mucus nasal contenait non pas le Lœffler sous sa forme ordinaire, mais les espèces atténuées et le plus souvent dépourvues de virulence. Cette atténuation remarquable ne peut s'expliquer que par l'action microbicide du mucus.

Dans une communication à la même Société, M. Sevestre (2) avait insisté déjà sur la persistance des bacilles diphtéritiques sur les muqueuses laryngée et surtout naso-pharyngienne après la disparition des fausses membranes. Recherchant le bacille et étudiant sa virulence, il constatait qu'il cesse d'exister ou que la virulence a disparu quand la production des fausses membranes est supprimée. Dans d'autres expériences faites après la sérothérapie, il remarquait que lorsque les bacilles persistaient, mais avaient perdu leur virulence, leurs cultures fournissaient des bacilles plus courts. Ici encore nous trouvons donc une atténuation microbienne analogue à la précédente, et qui paraît due vraisemblablement à l'action des sécrétions.

(1) *Annales des maladies du larynx et des oreilles*, 1896, n° 4, p. 425.
(2) SEVESTRE. *Bulletin de la Société médicale des hôpitaux*, 8 février 1895.

M. Netter (1) a rapporté également une observation analogue.

STREPTOCOQUE

PREMIÈRE EXPÉRIENCE

1er février. On ensemence un tube de bouillon avec du streptocoque et un tube de mucus avec du streptocoque.

Le 3. Au bout de quarante-huit heures, on fait deux plaques de gélatine.

La plaque faite avec le bouillon donne vingt colonies.

La plaque préparée avec le mucus est restée stérile.

L'expérience a bien marché. Toutefois, il a été peut-être ensemencé trop peu de streptocoques.

DEUXIÈME EXPÉRIENCE

1er mars. Trois tubes de bouillon et trois tubes de mucus sont ensemencés avec une anse droite de streptocoque.

Le 3. On fait quatre plaques : deux avec le bouillon, deux avec le mucus.

Les deux plaques faites avec le mucus n'ont donné aucune colonie

Celles faites avec le bouillon montrent l'une cinq colonies, l'autre zéro.

TROISIÈME EXPÉRIENCE

2 juillet. Une culture virulente de streptocoque sert à ensemencer un tube de bouillon B, un tube de mucus M, et un tube d'eau stérilisée A.

Le 3. On fait avec chacun de ces tubes trois plaques de gélose.

Le 5. La plaque faite avec le tube B donne des cultures caractéristiques.

Les plaques faites avec les tubes A et M sont restées stériles.

A ces quelques expériences sur l'action du mucus sur le streptocoque, nous pouvons joindre une observation personnelle que nous avons recueillie à la Clinique de nos maîtres, MM. Lermoyez et Helme. La voici en abrégé :

(1) NETTER. *Société médicale des hôpitaux*, 16 février 1895.

Le 3 décembre 1895. Le nommé M..., 21 ans, militaire vient à la clinique pour des érysipèles à répétition qui durent depuis un an. Le premier eut lieu en novembre 1894, et fut très violent ; le malade resta alité quarante jours. Des poussées se sont reproduites quatre fois dans le courant de l'année avec une intensité bien moindre.

Examen. — M... présente une boursoufflure très marquée de la région sous-orbitaire et de la lèvre supérieure. On aperçoit sur celle-ci une petite fissure. Croûtes abondantes dans les narines. Pas de fissures dans le vestibule, mais à la partie supérieure de cette région on constate une portion cutanée dépourvue de son épiderme.

Rougeur exceptionnelle de la pituitaire. Gros cornet inférieur.

Pharynx rouge, granuleux.

Le 1er décembre. Le malade revient avec une poussée nouvelle.

État fébrile très marqué.

Toujours la même fissure à la lèvre supérieure.

Le nez est extérieurement très boursousflé, et donne au malade un aspect strumeux.

On ensemence trois tubes de gélose :

L'un avec le mucus buccal B, le second avec une prise faite au niveau de la fissure F, le troisième avec le mucus nasal M.

Le tube M seul resta stérile ; sur les tubes F et B se sont développées de nombreuses colonies de streptocoques.

Cette observation nous présente un nouvel exemple de persistance du microbe dans la bouche et le nez, avec atténuation très marquée de sa virulence, et arrêt de la culture par le mucus nasal.

Les résultats que nous venons d'indiquer nous paraissent démontrer d'une façon très manifeste l'action bactéricide du mucus nasal. Cette action toutefois, comme tous les phénomènes biologiques, est sujette à des variations, les phénomènes se produisant *in vitro* ne ressemblant pas toujours à ceux qui se passent dans l'organisme.

Nous pensons néanmoins que cette propriété du mucus, absolue pour le B. anthracis, est aussi très intense pour le Lœffler. Elle est encore assez marquée pour le streptocoque et le staphylocoque. Enfin son intensité est bien moindre pour le coli, le pyocyanique, le bacille d'Eberth.

De ces expériences, plusieurs conclusions peuvent se dégager.

En premier lieu, nous voyons que l'air extérieur arrive ainsi aux poumons absolument stérile, et cette filtration a lieu par de nombreux procédés.

Nous avons montré que la conformation intérieure du nez offre de sérieux obstacles au cheminement de l'air. L'action de l'épithélium cilié a également une importance considérable sur laquelle on n'a pas assez insisté. Mais l'action humorale est surtout manifeste.

Divers auteurs l'avaient signalée dans d'autres organes, l'interprétant différemment : c'est ainsi que pour Claisse le mucus forme un enduit qui englue l'arbre aérien et retient les corpuscules qui sont entraînés ensuite mécaniquement au dehors. Il pense même que le mucus dilue les produits de sécrétions des microbes et les rend ainsi moins inoffensifs.

Pour Cornet (1), le mode d'action est encore plus simple ; le mucus formerait seulement un vernis protecteur empêchant les microbes de pénétrer dans les tissus. MM. Wurtz et Lermoyez ont les premiers reconnu le pouvoir bactéricide de ce mucus, pouvoir en somme analogue à celui de certains sérums et à celui de l'albumine de l'œuf démontré par M. Wurtz (2).

Mais, comme le fait remarquer Büchner (3) « la puissance bactéricide du sérum n'est pas illimitée. Il est des microbes qui n'en éprouvent aucun effet. Il faut tenir compte du nombre de bacilles ensemencés. Quand la proportion des bacille est considérable, on note bien une diminution numérique initiale, mais

(1) CORNET, cité par MICHELSON. *Zeitschrift f. klin. Med.* Band XVII.
(2) R. WURTZ. *Société de biologie,* 11 janvier 1890. — *Recueil de titres,* 1893.
(3) BÜCHNER. *Corr. Blatt. für Backt.,* juin 1889.

suivie bientôt de multiplication ; en d'autres termes une quantité donnée de sérum, ne peut détruire qu'un chiffre donné de bactéries. — »

On sait aussi que le pouvoir bactéricide du sang n'est pas le même chez les diverses espèces animales. Il fait presque entièrement défaut chez le cheval et le bœuf. Peut-être en est-il de même pour le mucus ? Peut-être aussi le mucus de certains animaux est-il absolument bactéricide comme leur sérum pour les microbes des maladies auxquelles ils sont réfractaires.

D'autres influences, sans doute, agissent encore dans cette stérilisation des cavités nasales; l'antagonisme microbien, les produits des bacilles, la réaction du mucus et enfin la phagocytose.

Toutefois les cellules épithéliales qui tapissent les muqueuses ne possèdent pas de propriétés phagocytaires, les microbes agglutinés à leur surface ne sont pas englobés par elles comme par les leucocytes (1). Les diverses espèces de leucocytes phagocytaires se rencontrent surtout au niveau de l'arrière-gorge et là doit s'exercer sans doute la phagocytose qui achève de détruire les derniers germes qui ont résisté jusque-là. Nous regrettons de n'avoir pu faire de recherches dans ce sens. Enfin il existe peut-être encore d'autres moyens de défense de l'organisme, qui nous échappent pour le moment.

Cette action bactéricide nous explique maintenant le peu de danger que présentent les opérations intra-nasales et l'inutilité des lavages antiseptiques qui sont parfois nocifs, en empêchant les fonctions bienfaisantes de la pituitaire. En second lieu, elle nous montre que la respiration nasale est la seule bonne, puisque c'est la seule qui empêche l'infection des voies aériennes et que nous avons montré que les germes sont arrêtés en trois points précis : sur la pituitaire d'abord ; puis dans l'oreille moyenne où sont détruits les microbes qui ont réussi à franchir les fosses nasales ; enfin dans la trachée où le mucus bronchique barre la route aux derniers envahisseurs.

(1) METCHNIKOFF. *Annales Inst. Past.*

CONCLUSIONS

I. — Comme toutes les cavités naturelles communiquant largement avec l'extérieur, le nez renferme des microbes. Mais on les rencontre surtout dans les points où vient se briser le courant d'air inspiré, c'est-à-dire, dans le vestibule, sur la partie antérieure de la cloison, sur le cornet inférieur et la tête du cornet moyen.

II. — Si l'examen bactériologique des fosses nasales décèle la présence de ces microbes dans le vestibule et le quart antérieur du nez, par contre, jamais, en nous servant du spéculum de Zaufal, nous n'en avons rencontré dans la partie profonde, ou du moins nos cultures sont toujours restées stériles.

III. — L'ensemencement du mucus nasal recueilli sur la pituitaire des animaux (lapins, cobayes, chiens) paraît donner des résultats identiques.

IV. — On peut donc dire que la cavité nasale proprement dite est normalement aseptique.

V. — Différentes causes contribuent à cette asepsie : la structure intérieure du nez, l'action de l'épithélium cilié de la muqueuse nasale, et surtout le *pouvoir bactéricide du mucus nasal*.

VI. — Comme la plupart des phénomènes d'ordre biologique, cette action bactéricide présente des variations d'intensité. Elle est absolue pour la bactéridie charbonneuse, très intense pour le bacille de Lœffler. Elle s'exerce enfin, mais avec une

intensité moindre, sur d'autres microbes (staphylocoque, strep‹
tocoque, coli, b. pyocyanique, Eberth).

VII. — Ces faits expliquent d'une part l'innocuité des opérations intra-nasales, et d'autre part les conséquences parfois si
graves de l'obstruction nasale.

INDEX BIBLIOGRAPHIQUE

L. Bach. — Sur la teneur en microbes du sac conjonctival. V. *Graefe's Archiv*, t. XL, vol. III, 1894.

Büchner. — *Corr. Blatt. für Backt.*, juin 1889.

Charrin. — Variations bactériennes. Atténuations. *Sem. Méd.*, 1895, n° 36.

P. Claisse. — *L'infection bronchique.* Th. Paris, 1893.

Eug. Fick. — *Micro-organismes du sac lacrymal.* Wiesbaden, 1887.

Isch Wall. — Du tissu érectile des fosses nasales. *Progrès médical*, 1887.

B. Kronig. — Propriétés bactéricides des sécrétions vaginales des femmes enceintes. *Deut. med. Wochenschr.*, 25 oct. 1894.

M. Lannois. — *Annales des maladies de l'oreille et du larynx*, mai, juin 1896.

M. Lermoyez. — *Thérapeutique des maladies des fosses nasales, des tissus de la fosse et du phaxynx nasal.* Bibliothèque Dujardin-Beaumetz et Terrillon.

M. Lermoyez. — *Annales des maladies de l'oreille et du larynx*, février 1891.

Le Gendre et Pochon. — Cas remarquable de persistance du bacille diphtérique dans le mucus nasal avec variation de sa virulence. *Société médicale des hôpitaux*, décembre 1895.

Lowenberg. — Le microbe de l'ozène. *Annales de l'Institut Pasteur*, 1894.

Macintyre. — *The Lancet*, 1893, p. 479-482.

Marthen. — *Beitrage zür Augenheilkunden*, XII, Heft, 1893.

K. Menge. — Propriétés bactéricides des sécrétions vaginales chez les

Metchnikoff. — *Annales de l'institut Pasteur...*

femmes non enceintes. *Deut. med. Wochensch.*, novembre 1894.

Morax. — *L'étiologie des conjonctivites aiguës.* Th. Paris, 1894.

Netter. — *Bulletin de la Société médicale des hôpitaux*, 16 février 1895.

Pilliet. — Note sur le tissu érectile des fosses nasales. *Bull. Soc. Anat.* Paris, 1891.

Ranvier. — *Traité technique d'histologie.*

Roger. — Nouvelles recherches sur le streptocoque. *Presse méd.*, 1895, n° 40.

Roux. — *Cours recueilli à l'Institut Pasteur*, 1895.

Sappey. — *Traité d'anatomie descriptive.*

Sarremone. — *Des malformations de la cloison du nez.* Th. Paris, 1894.

Sebilleau. — *Inutilité des injections vaginales pendant les suites de couches et dangers qu'elles peuvent même présenter dans certains cas.* Th. Paris, 1895.

Sevestre. — *Bulletin de la Société médicale des hôpitaux*, 8 février 1895.

Straus. — Sur la présence du bacille de la tuberculose dans les cavités nasales de l'homme sain. *Archiv. méd. expér. et d'anat.*, juillet 1894.

Testut. — *Traité d'anatomie humaine.*

Thiercelin. — *De l'infection gastro-intestinale chez le nourrisson.* Th. Paris, 1894.

Thomson et Hewlett. — The fate of micro-organism in inspired air. *The Lancet,* 11 Janvier 1896.

Thomson et Hewlett. — Micro-organism in the Healty Nose. *Médico-chirurgical Transaction,* vol. 78, 1895.

Widal. — Pathogénie des maladies des voies respiratoires. *Presse médicale,* 9 novembre 1895.

J. Wright. — *Journal of Amer. med. Assoc.,* août 1889.

Wurtz et Lermoyez. — Pouvoir bactèricide du mucus nasal. *Annales des mal. de l'oreille et du larynx.*

R. Wurtz. — *Société de biologie,* séance du 11 janvier 1890.

R. Wurtz. — *Recueil de titres,* 1893.

R. Wurtz. — *Précis de bactériologie clinique.*

Zuckerkandl. — *Anatomie normale et pathologique des fosses nasales et de leurs annexes pneumatiques.* Traduction française de Lichtwitz et Garnault.

IMPRIMERIE LEMALE ET Cⁱᵉ, HAVRE

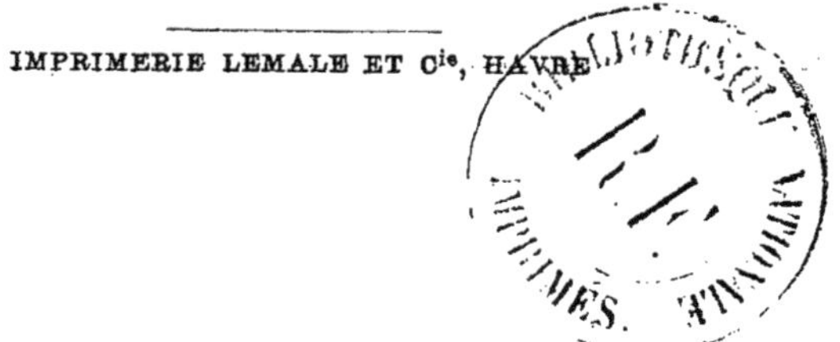